INTRODUCCIÓN

Saxenda (liraglutida) se utiliza junto con una dieta moderada y ejercicio para ayudar a perder peso en ciertos adultos y niños. Este medicamento recetado para bajar de peso es un agonista del receptor del péptido 1 similar al glucagón (GLP-1). Funciona reduciendo el estómago y haciendo que se sienta menos hambriento. Saxenda (liraglutida) es una pluma precargada de medicamento que se infunde una vez al día debajo de la piel del estómago o los muslos. Puede infundir Saxenda (liraglutida) en casa sin la ayuda de nadie más después de que su profesional en servicios médicos (HCP) le capacite sobre la mejor manera de planificarlo y utilizarlo. Algunos efectos secundarios comunes incluyen náuseas, arcadas y diarrea.

PARA QUÉ SE UTILIZA SEXANDA Y CÓMO SE PUEDE UTILIZAR

Saxenda es un fármaco de infusión para reducir el peso. Se utiliza para ayudar a ciertos adultos y niños a perder peso y mantenerlo a largo plazo.

Saxenda se puede utilizar en adultos que:

(1) Tener peso, que se caracteriza por tener un archivo de peso (IMC) de al menos 30, o

(2) Tiene sobrepeso (con un IMC de al menos 27) y tiene una afección relacionada con el peso, por ejemplo, colesterol elevado, hipertensión o diabetes tipo 2.

Este medicamento también se puede utilizar en niños de 12 años o más que:

(1) Pesar más de 60 kilogramos (que son alrededor de 132 libras), y

(2) Tener corpulencia en relación con su edad, nivel y sexo (equivalente a un IMC adulto de al menos 30)

Saxenda hace que te sientas más lleno después de comer y reduce tu hambre. Le ayuda a consumir menos calorías, lo que ayuda a pesar la tabla a largo plazo.

Involucrará a Saxenda como parte de un proyecto de ley que planean los ejecutivos. Esto debería incluir una dieta baja en calorías y más ejercicio. Su médico de atención primaria puede ayudarlo a fomentar su empleador.

Tenga en cuenta que Saxenda no debe utilizarse en las siguientes circunstancias:

en niños con diabetes tipo 2 con otros productos para bajar de peso, incluidos medicamentos medicinales y de venta libre, así como productos caseros con otras recetas que contengan liraglutida o que sean de colecciones similares a Saxenda, agonistas de GLP-1 si tiene un antecedente individual o familiar de crecimiento maligno de la tiroides medular (MTC), suponiendo que tenga otra condición de neoplasia endocrina tipo 2 (MEN 2), en caso de que esté embarazada o pueda quedar embarazada, suponiendo que haya

tenido una respuesta

desfavorablemente susceptible a

Saxenda o cualquiera de sus fijaciones

CUÁLES SON LOS EFECTOS SECUNDARIOS DE SAXENDA?

Como la mayoría de los medicamentos, Saxenda puede provocar efectos incidentales leves o graves. Los resúmenes a continuación describen algunos de los efectos incidentales más normales que Saxenda podría causar. Estos resúmenes excluyen todos los resultados imaginables de involucrar a Saxenda para perder peso.

Recuerde que los resultados de un medicamento pueden depender de:

(1)tu edad

(2)otras dolencias que tengas

(3) diferentes recetas que tomas

Efectos incidentales suaves

Aquí hay un breve resumen de algunos de los efectos secundarios leves que puede causar Saxenda. Para conocer otros efectos secundarios leves, hable con su médico de atención primaria o especialista en medicamentos, o lea los datos recomendados de Saxenda. Los síntomas leves de Saxenda que se han tenido en cuenta incluyen:

(1) arcadas

(2)tormento de estómago

(3) estómago al vapor

(4) parada

(5)las carreras

(6) abultado

(7) debilidad (baja energía)

(8) inestabilidad

(9)fiebre

efectos secundarios de la infusión, como irritación o sarpullido en el área de la infusión

(1) náuseas*

(2)dolor de cabeza*

Reacción leve desfavorable* Los síntomas leves de muchos medicamentos pueden desaparecer en un plazo de unos días a mucho tiempo. Sin embargo, si se vuelven molestos, hable con su PCP o especialista en medicamentos.

Secuelas graves Pueden ocurrir secuelas graves de Saxenda, pero no son normales. Si tiene efectos secundarios graves a causa de Saxenda, llame a su médico de atención primaria inmediatamente. Sin embargo, si cree que está teniendo una crisis de salud, debe llamar al 911 o al número de crisis de su vecindario.

Los resultados graves de Saxenda que se han contabilizado incluyen:

(1) pancreatitis intensa (agravamiento inesperado del páncreas)

(2) infección intensa (inesperada, en el momento presente) de la vesícula biliar, como cálculos biliares

(3) nivel bajo de glucosa

(4) pulso que es más rápido de lo esperado

(5) problemas renales, como nuevos o en deterioro

(6) consideraciones o actividades autodestructivas

(7)advertencia en el recuadro: posibilidad de cáncer de tiroides*

(8) reacción extremadamente vulnerable*

CÓMO PUEDO CONSERVAR SAXENDA?

Cuando obtenga otra pluma Saxenda, guárdela en su hielera hasta que comience a usarla. Asegúrese de que el bolígrafo no se congele. Trate de no utilizar Saxenda suponiendo que haya sido congelado.

En el momento en que comience a utilizar la nueva pluma, puede sacarla del refrigerador y mantenerla a temperatura ambiente. O puedes seguir guardándolo en tu hielera. De una forma u otra, el bolígrafo es excelente durante 30 días después de comenzar a usarlo. Suponiendo que quede algún medicamento en la pluma después de 30 días, deséchela de forma segura.

Nunca guarde su pluma con una aguja conectada. Asegúrese de quitar la aguja y reemplazar la tapa de la pluma después de cada dosis de Saxenda.

CUÁL ES LA DOSIS DE SAXENDA?

Su médico de atención primaria le sugerirá las medidas de Saxenda adecuadas para usted. Las siguientes son medidas que se utilizan generalmente, pero siempre tome la dosis que recomienda su médico de atención primaria.

Estructura y fuerza

La estructura y fuerza de Saxenda se registran a continuación.

Estructura Saxenda: Pluma de infusión

Saxenda viene en forma de líquido dentro de una pluma de infusión precargada. Utilizará la pluma para infundir Saxenda debajo de la piel. Su

PCP le mostrará cómo administrarse una infusión utilizando la pluma.

fuerza de saxenda

La pluma Saxenda viene en una concentración única. Contiene 18 miligramos (mg) de liraglutida (el medicamento dinámico) en 3 mililitros (ml) de solución (18 mg/3 ml). Puede configurar la pluma para infundir las porciones adjuntas:

0,6 mg

1,2 mg

1,8 mg

2,4 mg

3 mg

Dosis sugeridas

La dosis inicial recomendada de Saxenda para adultos y niños de 12 años o más es de 0,6 mg. Probablemente tomará esta porción una vez al día durante los siete días principales del tratamiento. Después de esto, su PCP aumentará gradualmente sus mediciones durante las próximas semanas.

las medidas sugeridas son:

Semana 1: 0,6 mg una vez al día

Semana 2: 1,2 mg una vez al día

Semana 3: 1,8 mg una vez al día

Semana 4: 2,4 mg una vez al día

Semanas 5 y algo más: 3 mg una vez al día

Intente tomar su porción aproximadamente a la misma hora todos los días.

Si tiene efectos secundarios molestos después de un aumento de dosis, hable con su médico de atención primaria. Podrían recomendarle posponer el siguiente incremento de dosis durante unos siete días hasta que los efectos secundarios disminuyan.

La dosis de mantenimiento recomendada (a largo plazo) para adultos y niños es de 3 mg una vez al día. Los adultos que tienen secuelas inadmisibles en esta parte generalmente tendrán que suspender el tratamiento con Saxenda. A los niños con efectos secundarios insatisfactorios con esta dosis se les puede reducir la dosis de mantenimiento a 2,4 mg una vez al día.

CÓMO SE UTILIZA SAXENDA?

Su médico de atención primaria le explicará cómo debe utilizar Saxenda. También aclararán cuánto administrar y con qué frecuencia. Asegúrese de cumplir con las pautas de su médico de atención primaria.

Conseguir Saxenda

Infundirás Saxenda debajo de la piel una vez al día. Su PCP le mostrará cómo administrarse la infusión usted mismo utilizando una pluma de infusión precargada. Las pautas también están disponibles en el sitio del productor.

Dónde se infunde Saxenda Puede infundir Saxenda en el muslo, la sección media o la parte superior del brazo. Para evitar reacciones en el lugar de la infusión, gire donde infunde Saxenda con cada porción. Suponiendo que tenga varios tipos de comentarios sobre cómo utilizar Saxenda, hable con su médico de atención primaria.

Abra los titulares de recetas y las marcas. Suponiendo que le resulte difícil leer detenidamente la marca de su medicamento, informe a su médico de atención primaria o especialista en medicamentos. Ciertas farmacias pueden dar nombres de medicamentos que:

(1) Tener letra enorme

(2)Usa braille

Su médico de atención primaria o especialista en medicamentos podría tener la opción de sugerirle una farmacia que ofrezca estas opciones en caso de que su farmacia actual no las ofrezca.

CÓMO ADMINISTRAR LA INYECCIÓN DE SEXANDA

Inyectar Sexanda, si fuera una hipotética sustancia inyectable, requeriría un estricto cumplimiento de procedimientos estériles y una supervisión médica adecuada. Aquí hay una guía conceptual sobre cómo se podría abordar:

Preparación:

Ambiente estéril: asegúrese de estar en un ambiente limpio y estéril, idealmente un centro médico o bajo la supervisión de un profesional de la salud.

Equipo: Reúna todo el equipo necesario, incluida una jeringa esterilizada, una aguja, hisopos con alcohol y un vial de solución Sexanda.

Dosis y Preparación:

Calcule la dosis: determine la dosis adecuada de Sexanda según lo prescrito o recomendado según la formulación específica.

Extracción de la solución: Utilice una jeringa y una aguja esterilizadas para extraer la cantidad correcta de solución Sexanda del vial.

Técnica de inyección:

Seleccione el sitio de inyección: identifique un sitio de inyección adecuado, generalmente un músculo (intramuscular) o debajo de la capa de la piel (subcutánea), según la formulación y la tasa de absorción deseada.

Prepare el sitio de inyección: limpie el sitio seleccionado con un hisopo con alcohol y déjelo secar por completo.

Administrar la inyección: Sostenga la jeringa con firmeza e inserte la aguja en la piel en un ángulo de 45 a 90 grados, según el lugar de la inyección. Empuje lentamente el émbolo para inyectar la solución Sexanda.

Cuidados posteriores a la inyección:

Eliminación de residuos: Deseche de forma segura las agujas y jeringas usadas en un contenedor designado para objetos punzantes para evitar pinchazos accidentales.

Vigile las reacciones: manténgase alerta ante cualquier reacción inmediata o efecto secundario después de la inyección y busque atención médica si es necesario.

Hacer un seguimiento:

Monitoreo: controle periódicamente los efectos y siga las instrucciones adicionales proporcionadas por los profesionales de la salud con respecto a las dosis posteriores o la atención de seguimiento.

Precauciones de seguridad: Inyecte sustancias únicamente bajo la supervisión de profesionales sanitarios cualificados.

Asegúrese de una técnica estéril adecuada para prevenir infecciones.

Deseche las agujas y jeringas adecuadamente para evitar lesiones accidentales.

QUÉ DEBE TENERSE EN CUENTA ANTES DE UTILIZAR SAXENDA?

Al considerar el tratamiento con Saxenda, algunos aspectos importantes que debe examinar con su médico de atención primaria incluyen:

(1)Tu bienestar general

(2) Cualquier dolencia que pueda tener

(3) cualesquiera drogas que estés tomando

(4) Su historia clínica y su historia clínica familiar.

INTERACCIONES

Tomar una receta con vacunas específicas, fuentes de alimentos y diferentes cosas puede influir en el funcionamiento del medicamento. Estos impactos se llaman comunicaciones.

Antes de comenzar el tratamiento con Saxenda, asegúrese de informar a su médico de atención primaria sobre todos los medicamentos que toma, incluidos los medicamentos de venta libre. Además, indique los nutrientes, especias o mejoras que utilice. Su PCP o especialista en medicamentos puede consultarlo sobre cualquier colaboración que estas cosas puedan causar con Saxenda.

Conexiones con medicamentos o
mejoras.

No debe utilizar Saxenda con ciertos
medicamentos, especias o
suplementos. Éstas incluyen:

(1) Otros agonistas de GLP-1 como
Saxenda, por ejemplo,

(2)Dulaglutida (Trulicity)

(3) diferentes tipos de lir

ADVERTENCIAS

Es posible que Saxenda no sea apropiado para usted, suponiendo que tenga dolencias específicas o diferentes variables que influyan en su bienestar. Hable con su médico de atención primaria sobre su historial de bienestar antes de comenzar el tratamiento con Saxenda. Variables a considerar, recuerde aquellas que se detallan a continuación.

***Respuesta desfavorablemente susceptible.** Si ha tenido una reacción hipersensible a Saxenda o cualquiera de sus ingredientes, su PCP probablemente no recomendará Saxenda. Pregúnteles qué medicamentos diferentes son mejores opciones para usted.

***Problemas renales.** Si tiene problemas renales, como insuficiencia renal, Saxenda podría empeorar su condición. Consulte con su PCP si Saxenda es adecuado para usted.

***Problemas hepáticos**. Saxenda no se ha concentrado en ese estado de ánimo con problemas hepáticos. En caso de que tenga un problema hepático, hable con su PCP para saber si Saxenda es adecuado para usted.

Historia de pancreatitis. En casos poco frecuentes, Saxenda puede causar pancreatitis intensa (irritación inesperada del páncreas). No está claro si un antecedente marcado por pancreatitis aumenta el riesgo de este efecto secundario. Suponiendo que en algún momento haya tenido pancreatitis, infórmeselo a su PCP. Ellos examinarán con usted si Saxenda es ideal para usted.

Purga estomacal lenta. Saxenda hace que tu estómago vacíe de forma más pausada. No se ha concentrado en personas con secreción estomacal lenta. Suponiendo que tenga esta afección, hable con su PCP para saber si Saxenda es adecuado para usted.

Diabetes tipo 2. En algunos casos, Saxenda puede provocar un nivel bajo de glucosa. Los adultos con diabetes tipo 2 que toman insulina o una sulfonilurea tienen mayor riesgo de sufrir este efecto secundario. Los ejemplos de medicamentos con sulfonilurea incluyen glipizida (Glucotrol XL) y glimepirida (Amaryl). En caso de que consuma uno de estos medicamentos para la diabetes tipo 2, su PCP podría controlar su nivel de glucosa antes de comenzar con Saxenda. Si es necesario, podrían cambiar la medida de su prescripción para la diabetes. Saxenda no es apropiado para niños con diabetes tipo 2.

Miseria o contemplaciones autodestructivas. En casos poco comunes, Saxenda podría provocar contemplaciones o actividades autodestructivas. Si tiene preocupaciones autodestructivas o en algún momento ha intentado la autodestrucción, su médico de atención primaria probablemente no le recomendará Saxenda. Si tiene antecedentes marcados por el desánimo u otras condiciones de bienestar emocional, hable con su PCP sobre si Saxenda es una buena opción de tratamiento para usted.

CONCLUSIÓN

A lo largo de este manual nos hemos propuesto una excursión por los diferentes escenarios de la sexualidad humana. Hemos investigado las complejidades del deseo, la correspondencia, el consentimiento y el montón de personajes que mejoran la forma en que podríamos interpretar el hecho de ser criaturas sexuales. En nuestra investigación, hemos subrayado la importancia de la atención plena y la simpatía, percibiendo que el proceso de cada individuo es único y legítimo. Hemos elogiado la excelencia de la variedad y hemos impulsado la inclusión, entendiendo que la sexualidad es un rango donde cada tono merece consideración y certificación.

Al concluir, transmitamos las ilustraciones de este manual: avanzar hacia la sexualidad con interés y empatía, impartir de manera directa y sincera, y defender los estándares de consentimiento y fortalecimiento en cada cooperación. Permítanos seguir enseñándonos a nosotros mismos y a los demás, cultivando un público general donde todos puedan abrazar su sexualidad sin temor ni vergüenza.

Muchas gracias por acompañarme en esta excursión.

Con calidez y fortalecimiento.